"L'Agricoltura Verde: Benefici degli Oli Essenziali per la Salute delle Piante"

Introduzione

1. **Definizione e Importanza degli Oli Essenziali**
   - Cos'è un olio essenziale?
   - Benefici generali degli oli essenziali
2. **Storia dell'Uso degli Oli Essenziali in Agricoltura**
   - Antiche pratiche agricole
   - Evoluzione e moderni utilizzi

Tipi di Oli Essenziali Utilizzati in Agricoltura

1. **Olio di Neem**
   - Proprietà e benefici
   - Applicazioni pratiche
2. **Olio di Tea Tree**
   - Proprietà e benefici
   - Applicazioni pratiche
3. **Olio di Lavanda**
   - Proprietà e benefici
   - Applicazioni pratiche
4. **Altri Oli Essenziali Utilizzati**
   - Olio di Eucalipto
   - Olio di Menta
   - Olio di Rosmarino

Benefici degli Oli Essenziali per le Piante

1. **Azione Antiparassitaria**
   - Meccanismi di azione
   - Efficacia contro diversi tipi di parassiti
2. **Proprietà Antifungine e Antibatteriche**
   - Prevenzione delle malattie fungine
   - Trattamento delle infezioni batteriche
3. **Stimolazione della Crescita e Salute delle Piante**
   - Miglioramento della crescita delle radici
   - Rafforzamento delle difese naturali delle piante

Modalità di Applicazione degli Oli Essenziali

1. **Spray Fogliari**
   - Preparazione delle soluzioni
   - Metodi di applicazione

2. **Trattamenti del Suolo**
   - o Miscelazione con il terreno
   - o Benefici per la struttura del suolo
3. **Trattamenti per Semi**
   - o Prevenzione delle malattie dei semi
   - o Metodi di immersione e rivestimento

Precauzioni e Considerazioni sull'Uso degli Oli Essenziali

1. **Diluzione e Dosaggio Corretto**
   - o Importanza della diluizione
   - o Dosaggi raccomandati
2. **Impatto Ambientale e Sostenibilità**
   - o Effetti sull'ecosistema
   - o Pratiche sostenibili
3. **Sicurezza per l'Uomo e gli Animali**
   - o Precauzioni nell'uso
   - o Potenziali rischi e come evitarli

Studi di Caso e Ricerche Scientifiche

1. **Esperimenti e Risultati**
   - o Studi di laboratorio
   - o Esperienze pratiche di agricoltori
2. **Confronto con Metodi Tradizionali**
   - o Vantaggi e svantaggi
   - o Efficacia comparata

Conclusioni

1. **Sintesi dei Benefici**
   - o Riassunto dei principali vantaggi
2. **Prospettive Future**
   - o Innovazioni e nuove applicazioni
   - o Possibilità di sviluppo sostenibile

Glossario

1. **Ricette e Preparazioni**
   - o Formulazioni per spray e trattamenti
2. **Risorse e Letture Consigliate**
   - o Libri e articoli
   - o Siti web utili

Riferimenti

1. **Bibliografia**
   - o Fonti e studi citati

Introduzione

Definizione e Importanza degli Oli Essenziali

. Cos'è un olio essenziale?

Gli oli essenziali sono composti aromatici volatili estratti da piante attraverso vari metodi, come la distillazione a vapore e la spremitura a freddo. Questi oli sono essenze concentrate che racchiudono le proprietà chimiche e aromatiche delle piante da cui provengono. Ogni olio essenziale è unico e possiede un profilo chimico specifico, il che determina i suoi potenziali benefici e usi.

Gli oli essenziali sono stati utilizzati per secoli in diverse culture per scopi terapeutici, cosmetici e culinari. Oltre all'uso umano, recentemente è stato esplorato il loro potenziale nel migliorare la salute e la crescita delle piante, grazie alle loro proprietà antifungine, antibatteriche, antiparassitarie e stimolanti.

. Benefici generali degli oli essenziali

Gli oli essenziali offrono numerosi benefici che li rendono strumenti versatili e preziosi per l'agricoltura e la cura delle piante. Alcuni dei principali vantaggi includono:

- **Proprietà Antiparassitarie**: Molti oli essenziali possiedono proprietà naturali che respingono o uccidono i parassiti. Ad esempio, l'olio di neem è noto per la sua efficacia contro un'ampia gamma di insetti nocivi.
- **Proprietà Antifungine e Antibatteriche**: Alcuni oli essenziali possono prevenire e trattare infezioni fungine e batteriche nelle piante. L'olio di tea tree , ad esempio, è riconosciuto per la sua potente azione antifungina.
- **Stimolazione della Crescita delle Piante**: Alcuni oli essenziali possono migliorare la crescita delle piante promuovendo una migliore salute delle radici e aumentando la resistenza delle piante alle malattie.
- **Eco - sostenibilità**: Gli oli essenziali rappresentano un'alternativa naturale e meno tossica ai pesticidi chimici e ai fungicidi, riducendo così l'impatto ambientale e promuovendo pratiche agricole sostenibili.

In sintesi, gli oli essenziali offrono un approccio naturale e multifunzionale alla cura delle piante, integrando le pratiche agricole tradizionali con soluzioni innovative e sostenibili. La loro versatilità e efficacia li rendono una risorsa preziosa per agricoltori giardinieri e amanti delle coltivazioni che cercano di migliorare la salute e la produttività delle loro piante in modo ecocompatibile.

Storia dell'Uso degli Oli Essenziali in Agricoltura

. Antiche pratiche agricole

L'uso degli oli essenziali risale a migliaia di anni fa, con testimonianze della loro applicazione in antiche civiltà come gli Egizi, i Greci e i Romani. Queste culture utilizzavano oli essenziali non solo per scopi medicinali e rituali, ma anche per proteggere le piante e migliorare la fertilità del suolo. Alcuni esempi sono:

- **Egizi**: Gli antichi Egizi utilizzavano oli essenziali come il cedro e l'incenso nelle pratiche di imbalsamazione, ma anche nelle loro coltivazioni per proteggere i raccolti da parassiti e malattie.
- **Greci e Romani**: I Greci e i Romani erano noti per l'uso di oli essenziali come il rosmarino e la lavanda, non solo per l'igiene personale, ma anche per migliorare la salute delle piante nei loro giardini e campi.

. **Evoluzione e moderni utilizzi**

Con l'avvento della chimica moderna e l'industrializzazione dell'agricoltura, l'uso degli oli essenziali è stato in gran parte sostituito da pesticidi e fertilizzanti chimici. Tuttavia, negli ultimi decenni, c'è stato un rinnovato interesse per le pratiche agricole sostenibili e naturali, portando a una riscoperta degli oli essenziali come strumenti utili per la cura delle piante.

- **Rinnovato Interesse**: A partire dagli anni '70 e '80, con la crescente consapevolezza dell'impatto negativo dei prodotti chimici sull'ambiente e sulla salute umana, gli agricoltori e i ricercatori hanno iniziato a esplorare alternative naturali. Gli oli essenziali sono stati rivalutati per le loro proprietà antiparassitarie, antifungine e stimolanti della crescita.
- **Ricerca e Innovazione**: La ricerca scientifica moderna ha confermato molte delle proprietà benefiche degli oli essenziali, dimostrando la loro efficacia in diversi contesti agricoli. Studi sperimentali hanno evidenziato come l'uso di oli essenziali possa ridurre la necessità di pesticidi chimici, migliorare la salute del suolo e promuovere una crescita più vigorosa delle piante.
- **Applicazioni Pratiche**: Oggi, gli oli essenziali sono utilizzati in varie pratiche agricole, sia in agricoltura convenzionale che biologica. Sono impiegati in trattamenti fogliari, trattamenti del suolo e trattamenti per semi, offrendo una gamma di benefici che vanno dalla protezione contro i parassiti alla stimolazione della crescita delle piante.

Mentre l'uso degli oli essenziali in agricoltura ha radici antiche, il loro potenziale è stato riscoperto e valorizzato solo recentemente. Grazie alla ricerca e all'innovazione, questi composti naturali sono ora riconosciuti come strumenti efficaci e sostenibili per migliorare la salute e la produttività delle piante, rappresentando un ponte tra le antiche pratiche agricole e le moderne esigenze di sostenibilità.

Tipi di Oli Essenziali Utilizzati in Agricoltura

Olio di Neem

. **Proprietà e Benefici**

L'olio di neem è estratto dai semi dell'albero di neem (Azadirachta indica), originario dell'India e di altre parti dell'Asia. È noto per le sue potenti proprietà antiparassitarie, antifungine e antibatteriche, rendendolo uno degli oli essenziali più utilizzati in agricoltura.

- **Proprietà Antiparassitarie**: L'olio di neem contiene azadiractina, un composto attivo che interferisce con la crescita e la riproduzione degli insetti. È efficace contro una vasta gamma di parassiti, tra cui afidi, mosche bianche, coleotteri, cavallette e nematodi.
- **Proprietà Antifungine**: L'olio di neem può prevenire e trattare diverse malattie fungine, come la muffa polverosa, la peronospora e l'oidio. Agisce inibendo la crescita dei funghi e distruggendo le loro spore.
- **Proprietà Antibatteriche**: Le proprietà antibatteriche dell'olio di neem possono aiutare a prevenire infezioni batteriche nelle piante, migliorando la loro salute generale.
- **Stimolazione della Crescita**: Oltre a proteggere le piante dai parassiti e dalle malattie, l'olio di neem può anche stimolare la crescita delle radici e delle foglie, migliorando l'assorbimento dei nutrienti.

. Applicazioni Pratiche

- **Spray Fogliari**: Una delle applicazioni più comuni dell'olio di neem è come spray fogliare. Per preparare uno spray, si può diluire l'olio di neem con acqua e un emulsionante come il sapone liquido. La soluzione viene poi spruzzata direttamente sulle foglie delle piante per respingere i parassiti e prevenire le malattie fungine.
    - **Ricetta per Spray Fogliare**:
        - 1 litro d'acqua
        - 1 cucchiaino di olio di neem
        - 1/2 cucchiaino di sapone liquido naturale (per emulsionare)

Mescolare bene tutti gli ingredienti e spruzzare sulle piante, coprendo sia la parte superiore che inferiore delle foglie.

- **Trattamenti del Suolo**: L'olio di neem può essere utilizzato anche per trattare il suolo, aiutando a controllare i parassiti che attaccano le radici delle piante. Può essere miscelato con acqua e innaffiato direttamente sul terreno attorno alle piante.
    - **Ricetta per Trattamento del Suolo**:
        - 5 litri d'acqua
        - 2 cucchiaini di olio di neem
        - 1 cucchiaino di sapone liquido naturale

Mescolare bene e innaffiare il terreno attorno alle piante ogni 2-3 settimane.

- **Trattamenti per Semi**: L'olio di neem può essere utilizzato anche per trattare i semi prima della semina, proteggendoli da malattie e parassiti. I semi possono essere immersi in una soluzione di olio di neem e acqua per alcune ore prima di essere piantati.
    - **Ricetta per Trattamento dei Semi**:
        - 1 litro d'acqua
        - 1/2 cucchiaino di olio di neem

Immergere i semi nella soluzione per 4-6 ore, poi lasciarli asciugare prima di piantarli.

L'olio di neem rappresenta un'alternativa naturale ed efficace ai pesticidi chimici, contribuendo a un'agricoltura più sostenibile e rispettosa dell'ambiente. La sua versatilità e i suoi numerosi benefici lo rendono uno strumento prezioso.

Olio di Tea Tree

. Proprietà e Benefici

L'olio di tea tree, noto anche come olio di melaleuca, è estratto dalle foglie della pianta di Melaleuca alternifolia, originaria dell'Australia. Questo olio è ampiamente riconosciuto per le sue potenti proprietà antimicrobiche e viene utilizzato in agricoltura per proteggere le piante da varie malattie e parassiti.

- **Proprietà Antifungine**: L'olio di tea tree è particolarmente efficace contro una vasta gamma di funghi patogeni. È utilizzato per trattare malattie fungine come l'oidio, la muffa grigia e la ruggine. Inibisce la crescita dei funghi e distrugge le loro spore, prevenendo la diffusione delle infezioni.
- **Proprietà Antibatteriche**: Le proprietà antibatteriche dell'olio di tea tree aiutano a prevenire e controllare infezioni batteriche nelle piante, migliorando la loro salute generale.
- **Proprietà Antiparassitarie**: L'olio di tea tree può essere utilizzato come repellente naturale per insetti, tenendo lontani parassiti come afidi, acari e mosche bianche.
- **Stimolazione della Crescita**: Alcuni studi suggeriscono che l'olio di tea tree può anche stimolare la crescita delle piante, rafforzando le loro difese naturali e migliorando la salute delle radici.

. Applicazioni Pratiche

- **Spray Fogliari**: L'olio di tea tree può essere utilizzato come spray fogliare per proteggere le piante da malattie fungine e batteriche. La soluzione può essere preparata diluendo l'olio di tea tree con acqua e un emulsionante come il sapone liquido.
  - **Ricetta per Spray Fogliare**:
    - 1 litro d'acqua
    - 1 cucchiaino di olio di tea tree
    - 1/2 cucchiaino di sapone liquido naturale (per emulsionare)

Mescolare bene tutti gli ingredienti e spruzzare sulle piante, coprendo sia la parte superiore che inferiore delle foglie. Ripetere l'applicazione ogni 7-14 giorni o secondo necessità.

- **Trattamenti del Suolo**: L'olio di tea tree può essere utilizzato anche per trattare il suolo, aiutando a controllare le malattie del suolo e migliorando la salute delle radici delle piante.
  - **Ricetta per Trattamento del Suolo**:
    - 5 litri d'acqua
    - 2 cucchiaini di olio di tea tree
    - 1 cucchiaino di sapone liquido naturale

Mescolare bene e innaffiare il terreno attorno alle piante ogni 2-3 settimane. Questo aiuterà a prevenire infezioni fungine e batteriche che possono attaccare le radici.

- **Trattamenti per Semi**: L'olio di tea tree può essere utilizzato anche per trattare i semi prima della semina, proteggendoli da malattie fungine e batteriche. I semi possono essere immersi in una soluzione di olio di tea tree e acqua per alcune ore prima di essere piantati.
  - **Ricetta per Trattamento dei Semi**:
    - 1 litro d'acqua
    - 1/2 cucchiaino di olio di tea tree

Immergere i semi nella soluzione per 4-6 ore, poi lasciarli asciugare prima di piantarli. Questo trattamento aiuterà a prevenire le malattie dei semi e migliorare la germinazione.

L'olio di tea tree rappresenta un'alternativa naturale ed efficace ai prodotti chimici in agricoltura, contribuendo a una coltivazione più sostenibile e rispettosa dell'ambiente. La sua capacità di combattere malattie e parassiti, unita alla sua facilità di applicazione, lo rende uno strumento prezioso per agricoltori giardinieri e amanti del verde che cercano soluzioni naturali per migliorare la salute delle loro piante.

Olio di Lavanda

. Proprietà e Benefici

L'olio di lavanda è estratto dai fiori della pianta di lavanda (Lavandula angustifolia) e viene apprezzato non solo per il suo piacevole aroma ma anche per le sue numerose proprietà benefiche in agricoltura. Questo olio essenziale è noto per le sue proprietà antifungine, antibatteriche e antiparassitarie, oltre ad avere un effetto calmante che può essere benefico anche per l'ambiente di crescita delle piante.

- **Proprietà Antifungine**: L'olio di lavanda è efficace contro una varietà di funghi patogeni. Può essere utilizzato per prevenire e trattare malattie fungine come l'oidio e la muffa grigia. Il suo uso regolare può ridurre la necessità di fungicidi chimici.
- **Proprietà Antibatteriche**: Le proprietà antibatteriche dell'olio di lavanda aiutano a prevenire infezioni batteriche nelle piante, mantenendo le foglie e i fusti sani e robusti.
- **Proprietà Antiparassitarie**: L'olio di lavanda è un efficace repellente naturale per molti parassiti, tra cui afidi, formiche e acari. Il suo utilizzo può contribuire a ridurre le infestazioni di insetti senza danneggiare l'ecosistema.
- **Effetto Calmante e Stimolante della Crescita**: L'olio di lavanda ha un effetto calmante che può ridurre lo stress delle piante causato da condizioni ambientali avverse. Inoltre, alcuni studi suggeriscono che può stimolare la crescita delle piante e migliorare la salute delle radici.

. Applicazioni Pratiche

- **Spray Fogliari**: L'olio di lavanda può essere utilizzato come spray fogliare per proteggere le piante da malattie e parassiti. La soluzione viene preparata diluendo l'olio di lavanda con acqua e un emulsionante come il sapone liquido.
  - **Ricetta per Spray Fogliare**:
    - 1 litro d'acqua
    - 10-15 gocce di olio di lavanda
    - 1/2 cucchiaino di sapone liquido naturale (per emulsionare)

  Mescolare bene tutti gli ingredienti e spruzzare sulle piante, coprendo sia la parte superiore che inferiore delle foglie. Ripetere l'applicazione ogni 7-14 giorni o secondo necessità.

- **Trattamenti del Suolo**: L'olio di lavanda può essere utilizzato per trattare il suolo, migliorando la salute del terreno e delle radici delle piante.
  - **Ricetta per Trattamento del Suolo**:

- 5 litri d'acqua
- 20-30 gocce di olio di lavanda
- 1 cucchiaino di sapone liquido naturale

Mescolare bene e innaffiare il terreno attorno alle piante ogni 2-3 settimane. Questo aiuterà a prevenire infezioni fungine e batteriche che possono attaccare le radici.

- **Trattamenti per Semi**: L'olio di lavanda può essere utilizzato anche per trattare i semi prima della semina, proteggendoli da malattie fungine e batteriche. I semi possono essere immersi in una soluzione di olio di lavanda e acqua per alcune ore prima di essere piantati.
  - **Ricetta per Trattamento dei Semi**:
    - 1 litro d'acqua
    - 5-10 gocce di olio di lavanda

Immergere i semi nella soluzione per 4-6 ore, poi lasciarli asciugare prima di piantarli. Questo trattamento aiuterà a prevenire le malattie dei semi e migliorare la germinazione.

L'olio di lavanda rappresenta una soluzione naturale e multifunzionale per la cura delle piante, offrendo una protezione efficace contro malattie e parassiti e promuovendo una crescita sana. La sua versatilità e i suoi benefici ecologici lo rendono uno strumento prezioso per gli agricoltori i giardinieri e amanti del verde che desiderano adottare pratiche agricole sostenibili.

Altri Oli Essenziali Utilizzati

Olio di Eucalipto

. Proprietà e Benefici

L'olio di eucalipto, estratto dalle foglie dell'albero di eucalipto (Eucalyptus globulus), è noto per le sue potenti proprietà antimicrobiche e repellenti per insetti. È utilizzato in agricoltura per proteggere le piante da parassiti e malattie, oltre a promuovere una crescita sana.

- **Proprietà Antibatteriche e Antifungine**: L'olio di eucalipto è efficace contro una varietà di batteri e funghi patogeni. Può essere utilizzato per prevenire e trattare infezioni fungine come l'oidio e batteriche come la maculatura batterica.
- **Proprietà Antiparassitarie**: L'olio di eucalipto è un efficace repellente naturale per molti parassiti, tra cui afidi, formiche, mosche bianche e acari. Può essere utilizzato per ridurre le infestazioni senza ricorrere a pesticidi chimici.

. Applicazioni Pratiche

- **Spray Fogliari**: Preparare una soluzione diluendo l'olio di eucalipto con acqua e un emulsionante come il sapone liquido. Spruzzare sulle foglie per proteggere le piante da parassiti e malattie.
  - **Ricetta per Spray Fogliare**:
    - 1 litro d'acqua
    - 10-15 gocce di olio di eucalipto
    - 1/2 cucchiaino di sapone liquido naturale

Mescolare bene e applicare ogni 7-14 giorni.

- **Trattamenti del Suolo**: Utilizzare una soluzione diluita di olio di eucalipto per innaffiare il terreno e prevenire infezioni delle radici.
  - **Ricetta per Trattamento del Suolo**:
    - 5 litri d'acqua
    - 20-30 gocce di olio di eucalipto
    - 1 cucchiaino di sapone liquido naturale

Applicare ogni 2-3 settimane.

Olio di Menta

. Proprietà e Benefici

L'olio di menta, estratto dalle foglie della pianta di menta piperita (Mentha piperita), è noto per il suo forte aroma e le sue proprietà repellenti per insetti. È utilizzato in agricoltura per tenere lontani parassiti e migliorare la salute delle piante.

- **Proprietà Antiparassitarie**: L'olio di menta è un repellente naturale per insetti come afidi, formiche, mosche bianche e acari. Il suo aroma intenso agisce come deterrente per i parassiti.
- **Proprietà Antifungine**: L'olio di menta possiede anche proprietà antifungine che possono aiutare a prevenire e trattare infezioni fungine nelle piante.

. Applicazioni Pratiche

- **Spray Fogliari**: Preparare una soluzione diluendo l'olio di menta con acqua e un emulsionante come il sapone liquido. Spruzzare sulle foglie per respingere i parassiti e prevenire le malattie.
  - **Ricetta per Spray Fogliare**:
    - 1 litro d'acqua
    - 10-15 gocce di olio di menta
    - 1/2 cucchiaino di sapone liquido naturale

Mescolare bene e applicare ogni 7-14 giorni.

- **Trattamenti del Suolo**: Utilizzare una soluzione diluita di olio di menta per innaffiare il terreno e proteggere le radici.
  - **Ricetta per Trattamento del Suolo**:
    - 5 litri d'acqua
    - 20-30 gocce di olio di menta
    - 1 cucchiaino di sapone liquido naturale

Applicare ogni 2-3 settimane.

Olio di Rosmarino

. Proprietà e Benefici L'olio di rosmarino, estratto dalle foglie della pianta di rosmarino (Rosmarinus officinalis), è apprezzato per le sue proprietà antimicrobiche e repellenti per insetti. È utilizzato in agricoltura per proteggere le piante e migliorare la loro crescita.

- **Proprietà Antiparassitarie**: L'olio di rosmarino è un efficace repellente naturale per molti parassiti, tra cui afidi, formiche, mosche bianche e acari.
- **Proprietà Antifungine e Antibatteriche**: L'olio di rosmarino è efficace contro diversi funghi e batteri patogeni, contribuendo a prevenire malattie delle piante.

. **Applicazioni Pratiche**

- **Spray Fogliari**: Preparare una soluzione diluendo l'olio di rosmarino con acqua e un emulsionante come il sapone liquido. Spruzzare sulle foglie per proteggere le piante da parassiti e malattie.
  - **Ricetta per Spray Fogliare**:
    - 1 litro d'acqua
    - 10-15 gocce di olio di rosmarino
    - 1/2 cucchiaino di sapone liquido naturale

Mescolare bene e applicare ogni 7-14 giorni.

- **Trattamenti del Suolo**: Utilizzare una soluzione diluita di olio di rosmarino per innaffiare il terreno e migliorare la salute delle radici.
  - **Ricetta per Trattamento del Suolo**:
    - 5 litri d'acqua
    - 20-30 gocce di olio di rosmarino
    - 1 cucchiaino di sapone liquido naturale

Applicare ogni 2-3 settimane.

Gli oli essenziali di eucalipto, menta e rosmarino offrono numerose proprietà benefiche che possono migliorare la salute delle piante e ridurre l'uso di prodotti chimici in agricoltura. La loro applicazione pratica e la loro efficacia li rendono strumenti preziosi per una gestione agricola sostenibile e rispettosa dell'ambiente.

Benefici oli essenziali per le piante

. **Protezione contro i Parassiti**

Gli oli essenziali sono conosciuti per le loro potenti proprietà repellenti e insetticide, che possono essere utilizzate per proteggere le piante dai parassiti senza ricorrere a pesticidi chimici. Diversi oli essenziali hanno dimostrato di essere efficaci contro una vasta gamma di insetti dannosi.

- **Olio di Neem**: Contiene azadiractina, un composto che interferisce con la crescita e la riproduzione degli insetti. È particolarmente efficace contro afidi, mosche bianche, bruchi, e coleotteri.
- **Olio di Tea Tree**: Ha potenti proprietà repellenti che tengono lontani parassiti come afidi, acari e mosche bianche.
- **Olio di Lavanda**: Agisce come repellente naturale per afidi, formiche e acari grazie al suo forte aroma.
- **Olio di Eucalipto e Olio di Menta**: Entrambi sono efficaci repellenti per afidi, formiche, mosche bianche e acari.

L'uso degli oli essenziali nella cura delle piante rappresenta una rivoluzione verde che può trasformare l'agricoltura moderna. Questi estratti naturali offrono un'alternativa efficace ai pesticidi chimici, riducendo drasticamente la loro necessità. L'adozione di tali metodi non solo tutela l'ambiente, ma protegge anche la salute umana da sostanze nocive.

. Protezione contro le Malattie

Gli oli essenziali possiedono anche proprietà antimicrobiche che possono prevenire e combattere varie malattie delle piante, tra cui infezioni fungine e batteriche.

- **Olio di Neem**: Ha proprietà antifungine che lo rendono efficace contro muffe e funghi come l'oidio e la peronospora.
- **Olio di Tea Tree**: È conosciuto per le sue potenti proprietà antifungine e antibatteriche, che possono prevenire e trattare malattie fungine come la muffa grigia, l'oidio e infezioni batteriche.
- **Olio di Lavanda**: Possiede proprietà antifungine e antibatteriche che lo rendono utile nella prevenzione e nel trattamento di malattie fungine come l'oidio e infezioni batteriche delle piante.
- **Olio di Eucalipto e Olio di Rosmarino**: Entrambi hanno proprietà antimicrobiche che possono aiutare a prevenire e trattare infezioni fungine e batteriche.

Modalità di Applicazione

Gli oli essenziali possono essere applicati in vari modi per proteggere le piante:

- **Spray Fogliari**: La forma più comune di applicazione. Gli oli essenziali vengono diluiti con acqua e un emulsionante come il sapone liquido, e poi spruzzati direttamente sulle foglie delle piante. Questo metodo è efficace per respingere i parassiti e prevenire malattie fungine e batteriche.
  - **Esempio di Ricetta per Spray Fogliare con Olio di Neem**:
    - 1 litro d'acqua
    - 1 cucchiaino di olio di neem
    - 1/2 cucchiaino di sapone liquido

Mescolare bene e spruzzare sulle piante, coprendo sia la parte superiore che inferiore delle foglie. Ripetere l'applicazione ogni 7-14 giorni o secondo necessità.

- **Trattamenti del Suolo**: Gli oli essenziali possono essere diluiti con acqua e utilizzati per innaffiare il terreno attorno alle piante. Questo aiuta a prevenire infezioni delle radici e a tenere lontani i parassiti del suolo.
  - **Esempio di Ricetta per Trattamento del Suolo con Olio di Lavanda**:
    - 5 litri d'acqua
    - 20-30 gocce di olio di lavanda
    - 1 cucchiaino di sapone liquido

Mescolare bene e innaffiare il terreno attorno alle piante ogni 2-3 settimane.

- **Trattamenti per Semi**: Immergere i semi in una soluzione di olio essenziale e acqua prima della semina può proteggerli da malattie e migliorare la germinazione.
  - **Esempio di Ricetta per Trattamento dei Semi con Olio di Tea Tree**:
    - 1 litro d'acqua

- 5-10 gocce di olio di tea tree

Immergere i semi nella soluzione per 4-6 ore, poi lasciarli asciugare prima di piantarli.

In sintesi, gli oli essenziali offrono una protezione naturale ed efficace contro parassiti e malattie delle piante. La loro applicazione regolare può migliorare significativamente la salute e la produttività delle colture, riducendo al contempo l'uso di prodotti chimici nocivi e promuovendo pratiche agricole più sostenibili.

. Stimolazione della Crescita delle Piante

Effetti Diretti degli Oli Essenziali sulla Crescita

Gli oli essenziali non solo proteggono le piante da parassiti e malattie, ma possono anche stimolare la crescita delle piante in vari modi. Diversi studi hanno dimostrato che l'uso di specifici oli essenziali può avere effetti positivi sulla crescita delle piante, migliorando la germinazione, la crescita delle radici e lo sviluppo generale delle piante.

- **Olio di Lavanda**: Alcuni studi suggeriscono che l'olio di lavanda può stimolare la crescita delle piante. Le piante trattate con olio di lavanda hanno mostrato una maggiore lunghezza delle radici e una migliore salute generale. Questo effetto può essere attribuito alle proprietà antimicrobiche dell'olio, che riducono lo stress delle piante causato da infezioni fungine e batteriche.
- **Olio di Tea Tree**: Oltre alle sue proprietà protettive, l'olio di tea tree può stimolare la crescita delle piante migliorando l'assorbimento dei nutrienti e promuovendo una maggiore vigoria delle radici.
- **Olio di Eucalipto**: L'olio di eucalipto può migliorare la crescita delle piante grazie alle sue proprietà antimicrobiche, che mantengono il suolo sano e libero da patogeni. Questo olio può anche migliorare la struttura del suolo, facilitando una migliore aerazione e drenaggio, essenziali per una crescita sana delle radici.

Miglioramento della Germinazione dei Semi

L'uso di oli essenziali nel trattamento dei semi può migliorare significativamente i tassi di germinazione e la vigoria delle piantine. Gli oli essenziali possono proteggere i semi da infezioni fungine e batteriche, che possono ostacolare la germinazione e la crescita iniziale.

- **Olio di Tea Tree**: Il trattamento dei semi con olio di tea tree può migliorare i tassi di germinazione proteggendo i semi da malattie fungine. I semi trattati con olio di tea tree tendono a germinare più rapidamente e a produrre piantine più forti.
- **Olio di Lavanda**: L'olio di lavanda può essere utilizzato per trattare i semi prima della semina, migliorando la loro germinazione e la crescita iniziale delle piantine. Questo trattamento aiuta a ridurre le perdite dovute a infezioni fungine e batteriche nei primi stadi di crescita.

Promozione della Salute delle Radici

Le radici sane sono essenziali per la crescita vigorosa delle piante, e gli oli essenziali possono giocare un ruolo importante nel promuovere la salute delle radici.

- **Olio di Eucalipto**: L'uso di olio di eucalipto nel trattamento del suolo può migliorare la salute delle radici, proteggendole da patogeni del suolo e migliorando la struttura del terreno. Un terreno sano e ben aerato favorisce una crescita robusta delle radici, che a sua volta sostiene una crescita sana della pianta.
- **Olio di Lavanda**: Applicato al suolo, l'olio di lavanda può prevenire le infezioni delle radici e promuovere un ambiente di crescita sano. Le radici delle piante trattate con olio di lavanda tendono a essere più lunghe e più vigorose.

Applicazioni Pratiche

Gli oli essenziali possono essere applicati in vari modi per stimolare la crescita delle piante:

- **Spray Fogliari**: L'applicazione di oli essenziali come spray fogliare non solo protegge le piante dai parassiti, ma può anche stimolare la crescita fogliare e migliorare la fotosintesi.
    - **Esempio di Ricetta per Spray Fogliare con Olio di Lavanda**:
        - 1 litro d'acqua
        - 10-15 gocce di olio di lavanda
        - 1/2 cucchiaino di sapone liquido

    Mescolare bene e spruzzare sulle piante ogni 7-14 giorni.

- **Trattamenti del Suolo**: Innaffiare il terreno con una soluzione di olio essenziale può migliorare la salute delle radici e stimolare la crescita delle piante.
    - **Esempio di Ricetta per Trattamento del Suolo con Olio di Eucalipto**:
        - 5 litri d'acqua
        - 20-30 gocce di olio di eucalipto
        - 1 cucchiaino di sapone liquido

    Innaffiare il terreno ogni 2-3 settimane.

- **Trattamenti per Semi**: Trattare i semi con oli essenziali prima della semina può migliorare la germinazione e la crescita iniziale delle piantine.
    - **Esempio di Ricetta per Trattamento dei Semi con Olio di Tea Tree**:
        - 1 litro d'acqua
        - 5-10 gocce di olio di tea tree

    Immergere i semi nella soluzione per 4-6 ore prima della semina.

L'uso di oli essenziali per stimolare la crescita delle piante offre un approccio naturale ed efficace per migliorare la salute e la produttività delle colture. Questi trattamenti non solo favoriscono una crescita sana, ma riducono anche la necessità di input chimici, contribuendo a un'agricoltura più sostenibile.

Modalità di applicazione degli oli essenziali

. Spray Fogliari

Descrizione e Vantaggi L'uso degli oli essenziali come spray fogliari è una delle modalità più comuni ed efficaci per applicarli alle piante. Questa tecnica consiste nel diluire l'olio essenziale in acqua, spesso con un emulsionante come il sapone liquido, e spruzzare la soluzione direttamente sulle foglie delle piante. Gli spray fogliari possono essere utilizzati per proteggere le piante da parassiti e malattie, nonché per stimolare la crescita e migliorare la salute generale delle piante.

Vantaggi degli Spray Fogliari:

- **Applicazione Diretta:** Permette un'applicazione diretta e uniforme degli oli essenziali sulla superficie delle foglie, dove possono essere più efficaci contro parassiti e agenti patogeni.
- **Azione Rapida:** Gli oli essenziali possono agire rapidamente, repellenti gli insetti o inibendo la crescita di funghi e batteri.
- **Facilità d'Uso:** Gli spray fogliari sono facili da preparare e applicare, rendendoli accessibili anche per i giardinieri amatoriali.
- **Versatilità:** Possono essere utilizzati su una vasta gamma di piante e colture.

Preparazione degli Spray Fogliari

La preparazione degli spray fogliari richiede la diluizione dell'olio essenziale in acqua, con l'aggiunta di un emulsionante per assicurare una miscela uniforme. Ecco alcune ricette pratiche per diversi oli essenziali:

- **Spray Fogliare con Olio di Neem:**
    - Ingredienti:
        - 1 litro d'acqua
        - 1 cucchiaino di olio di neem
        - 1/2 cucchiaino di sapone liquido (preferibilmente sapone di Castiglia)
    - Preparazione:
        - Mescolare bene tutti gli ingredienti.
        - Versare la soluzione in un flacone spray.
        - Spruzzare abbondantemente sulle foglie, coprendo sia la parte superiore che inferiore.
- **Spray Fogliare con Olio di Lavanda:**
    - Ingredienti:
        - 1 litro d'acqua
        - 10-15 gocce di olio di lavanda
        - 1/2 cucchiaino di sapone liquido
    - Preparazione:
        - Mescolare bene tutti gli ingredienti.
        - Versare la soluzione in un flacone spray.
        - Applicare ogni 7-14 giorni per proteggere le piante da parassiti e malattie.
- **Spray Fogliare con Olio di Tea Tree:**
    - Ingredienti:
        - 1 litro d'acqua
        - 10-15 gocce di olio di tea tree
        - 1/2 cucchiaino di sapone liquido
    - Preparazione:
        - Mescolare bene tutti gli ingredienti.
        - Versare la soluzione in un flacone spray.
        - Spruzzare sulle foglie per prevenire e trattare infezioni fungine.

Modalità di Applicazione

- **Tempo di Applicazione:** Gli spray fogliari dovrebbero essere applicati nelle ore più fresche della giornata, come la mattina presto o il tardo pomeriggio, per evitare che le foglie si brucino sotto il sole intenso.
- **Frequenza:** La frequenza dell'applicazione dipende dal tipo di olio essenziale e dal problema da trattare. In genere, è consigliabile spruzzare ogni 7-14 giorni, o secondo necessità.
- **Copertura Completa:** Assicurarsi di coprire completamente le foglie, inclusa la parte inferiore, dove molti parassiti tendono a nascondersi.
- **Conservazione:** Conservare la soluzione in un luogo fresco e al riparo dalla luce diretta per preservarne l'efficacia.

Precauzioni

- **Test di Sensibilità:** Prima di applicare lo spray fogliare su tutta la pianta, è consigliabile testare la soluzione su una piccola area per verificare eventuali reazioni avverse.
- **Diluizione Corretta:** È importante seguire le raccomandazioni di diluizione per evitare di danneggiare le piante.
- **Utilizzo di Spruzzatori Puliti:** Assicurarsi che il flacone spray sia pulito per evitare contaminazioni.

L'uso di spray fogliari a base di oli essenziali è un metodo efficace e naturale per proteggere e migliorare la salute delle piante. La loro applicazione regolare può aiutare a mantenere le piante libere da parassiti e malattie, promuovendo una crescita sana e vigorosa.

. Trattamenti del Suolo

Descrizione e Vantaggi

I trattamenti del suolo con oli essenziali rappresentano un metodo efficace per migliorare la salute delle radici e prevenire malattie del suolo. Questa applicazione prevede la diluizione dell'olio essenziale in acqua e l'irrigazione del terreno con la soluzione risultante. Utilizzare oli essenziali nel trattamento del suolo offre numerosi vantaggi, tra cui la prevenzione di malattie fungine, il miglioramento della struttura del terreno e la promozione della crescita sana delle radici.

Vantaggi dei Trattamenti del Suolo:

- **Prevenzione delle Malattie:** Gli oli essenziali possono ridurre la presenza di patogeni nel suolo, prevenendo malattie delle radici e infezioni fungine.
- **Miglioramento della Struttura del Terreno:** Alcuni oli essenziali possono migliorare la struttura del suolo, facilitando una migliore aerazione e drenaggio.
- **Promozione della Crescita delle Radici:** Un suolo sano contribuisce a una crescita robusta delle radici, essenziale per una crescita vegetale vigorosa.

Preparazione dei Trattamenti del Suolo

La preparazione dei trattamenti del suolo è simile a quella degli spray fogliari, ma la soluzione viene applicata direttamente al terreno. Ecco alcune ricette e linee guida per diversi oli essenziali:

- **Trattamento del Suolo con Olio di Eucalipto:**
  - **Ingredienti:**
    - 5 litri d'acqua
    - 20-30 gocce di olio di eucalipto
    - 1 cucchiaino di sapone liquido (opzionale, come emulsionante)
  - **Preparazione:**
    - Mescolare bene tutti gli ingredienti.
    - Versare la soluzione in un annaffiatoio o in un sistema di irrigazione.
    - Innaffiare il terreno attorno alle piante, assicurandosi di distribuire uniformemente la soluzione.
- **Trattamento del Suolo con Olio di Lavanda:**
  - **Ingredienti:**
    - 5 litri d'acqua
    - 20-30 gocce di olio di lavanda
    - 1 cucchiaino di sapone liquido (opzionale, come emulsionante)
  - **Preparazione:**
    - Mescolare bene tutti gli ingredienti.
    - Versare la soluzione in un annaffiatoio o in un sistema di irrigazione.
    - Applicare al terreno, concentrandosi sulla zona attorno alle radici delle piante.
- **Trattamento del Suolo con Olio di Tea Tree:**
  - **Ingredienti:**
    - 5 litri d'acqua
    - 20-30 gocce di olio di tea tree
    - 1 cucchiaino di sapone liquido (opzionale, come emulsionante)
  - **Preparazione:**
    - Mescolare bene tutti gli ingredienti.
    - Versare la soluzione in un annaffiatoio o in un sistema di irrigazione.
    - Innaffiare il terreno, assicurandosi di coprire l'area attorno alle radici delle piante.

Modalità di Applicazione

- **Tempo di Applicazione:** I trattamenti del suolo possono essere applicati durante la fase di crescita delle piante, preferibilmente durante i periodi di irrigazione regolare. Evitare di applicare durante le ore più calde della giornata per prevenire l'evaporazione rapida della soluzione.
- **Frequenza:** La frequenza dell'applicazione dipende dalle condizioni del suolo e dal tipo di olio essenziale utilizzato. In genere, si consiglia di applicare ogni 2-4 settimane o secondo necessità.
- **Distribuzione Uniforme:** Assicurarsi di distribuire uniformemente la soluzione sul terreno per garantire una copertura adeguata e un'efficace protezione delle radici.

Precauzioni

- **Test di Sensibilità:** Prima di applicare il trattamento su tutta l'area, è consigliabile testare la soluzione su una piccola area del terreno per verificare eventuali effetti avversi.
- **Diluizione Corretta:** È importante seguire le raccomandazioni di diluizione per evitare di danneggiare le piante o alterare la struttura del suolo.
- **Evitare l'Applicazione eccessiva:** Applicare la soluzione in modo equilibrato, evitando l'uso eccessivo di oli essenziali, che potrebbe alterare l'equilibrio del terreno.

Benefici Specifici

- **Olio di Eucalipto:** Aiuta a prevenire infezioni fungine e batteriche nel suolo, migliorando la salute delle radici.
- **Olio di Lavanda:** Possiede proprietà antifungine e antibatteriche, contribuendo a mantenere un ambiente di crescita sano per le radici.
- **Olio di Tea Tree:** Riduce la presenza di patogeni nel suolo e migliora la salute generale delle radici.

L'uso degli oli essenziali per i trattamenti del suolo offre un approccio naturale e sostenibile per mantenere il terreno sano e favorire una crescita robusta delle piante. Questo metodo non solo previene malattie e patogeni, ma migliora anche la struttura del terreno, contribuendo a un'agricoltura più sana e rispettosa dell'ambiente.

. Trattamenti per Semi

Descrizione e Vantaggi

I trattamenti per semi con oli essenziali sono una pratica utile per migliorare la germinazione, prevenire malattie e promuovere una crescita sana delle piantine. Immergere i semi in una soluzione di olio essenziale prima della semina può proteggere i semi da patogeni e malattie, migliorare il tasso di germinazione e sostenere una crescita vigorosa nelle fasi iniziali di sviluppo.

Vantaggi dei Trattamenti per Semi:

- **Prevenzione delle Malattie:** Gli oli essenziali possono proteggere i semi da infezioni fungine e batteriche che potrebbero compromettere la germinazione e la crescita delle piantine.
- **Miglioramento della Germinazione:** Alcuni oli essenziali possono stimolare la germinazione dei semi, accelerando il processo e aumentando il tasso di successo.
- **Sostenimento della Crescita Iniziale:** Un trattamento adeguato può aiutare le piantine a svilupparsi più forti e più resistenti, migliorando la loro capacità di affrontare le sfide ambientali.

Preparazione dei Trattamenti per Semi

La preparazione dei trattamenti per semi richiede la diluizione degli oli essenziali in acqua e l'immersione dei semi nella soluzione. Ecco alcune ricette e linee guida per diversi oli essenziali:

- **Trattamento dei Semi con Olio di Tea Tree:**
  - **Ingredienti:**
    - 1 litro d'acqua
    - 5-10 gocce di olio di tea tree
  - **Preparazione:**
    - Mescolare bene gli ingredienti.
    - Immergere i semi nella soluzione per 4-6 ore.
    - Scolare e asciugare i semi su un tovagliolo di carta prima di piantarli.
- **Trattamento dei Semi con Olio di Lavanda:**

- o **Ingredienti:**
  - 1 litro d'acqua
  - 5-10 gocce di olio di lavanda
- o **Preparazione:**
  - Mescolare bene gli ingredienti.
  - Immergere i semi nella soluzione per 4-6 ore.
  - Scolare e asciugare i semi su un tovagliolo di carta prima di piantarli.
- **Trattamento dei Semi con Olio di Eucalipto:**
  - o **Ingredienti:**
    - 1 litro d'acqua
    - 5-10 gocce di olio di eucalipto
  - o **Preparazione:**
    - Mescolare bene gli ingredienti.
    - Immergere i semi nella soluzione per 4-6 ore.
    - Scolare e asciugare i semi su un tovagliolo di carta prima di piantarli.

Modalità di Applicazione

- **Tempo di Immersione:** Immergere i semi nella soluzione di olio essenziale per 4-6 ore è generalmente sufficiente per ottenere i benefici desiderati. Un'immersione più lunga potrebbe non essere necessaria e potrebbe influenzare negativamente i semi.
- **Asciugatura:** Dopo l'immersione, i semi devono essere scolati e asciugati su un tovagliolo di carta per rimuovere l'eccesso di soluzione. Questo aiuta a prevenire il marciume e favorire una semina uniforme.
- **Semina:** Dopo l'asciugatura, i semi trattati possono essere piantati come di consueto. La soluzione di olio essenziale non influenzerà negativamente il processo di germinazione e offrirà una protezione aggiuntiva durante i primi stadi di crescita.

Precauzioni

- **Test di Sensibilità:** È consigliabile testare la soluzione su una piccola quantità di semi per verificare eventuali effetti avversi prima di trattare una grande quantità.
- **Diluizione Corretta:** Seguire le raccomandazioni di diluizione per evitare di danneggiare i semi. Un eccesso di olio essenziale potrebbe compromettere la germinazione.
- **Conservazione dei Semi:** Assicurarsi che i semi trattati siano completamente asciutti prima della semina per prevenire la formazione di muffe o marciume.

Benefici Specifici

- **Olio di Tea Tree:** È noto per le sue potenti proprietà antifungine e antibatteriche, che aiutano a prevenire malattie dei semi e migliorare il tasso di germinazione.
- **Olio di Lavanda:** Ha proprietà antifungine e può aiutare a prevenire le infezioni fungine dei semi, migliorando la loro salute e vigore.
- **Olio di Eucalipto:** Possiede proprietà antimicrobiche che proteggono i semi da patogeni e malattie, sostenendo una germinazione sana.

L'uso di oli essenziali per trattare i semi offre un metodo naturale e efficace per migliorare la germinazione e promuovere una crescita sana delle piantine. Questa pratica contribuisce a una preparazione ottimale dei semi, riducendo il rischio di malattie e migliorando le possibilità di successo della coltivazione.

Precauzioni e considerazioni sull' uso degli oli essenziali

Test di Sensibilità delle Piante

Prima di applicare oli essenziali su un'intera coltivazione o pianta, è fondamentale eseguire un test di sensibilità per assicurarsi che l'olio non provochi danni alle piante. Gli oli essenziali, pur essendo naturali, possono avere effetti forti e potenzialmente dannosi se non utilizzati correttamente.

. Procedura per il Test di Sensibilità:

1. **Preparazione della Soluzione:** Prepara una soluzione diluita di olio essenziale e acqua secondo la ricetta base. Ad esempio, per uno spray fogliare, puoi utilizzare 5-10 gocce di olio essenziale per 1 litro d'acqua con 1/2 cucchiaino di sapone liquido.
2. **Applicazione su una Piccola Area:** Spruzza o applica la soluzione su una piccola area della pianta, come una foglia o una sezione del terreno. Assicurati che la zona scelta non sia particolarmente vulnerabile.
3. **Osservazione:** Dopo l'applicazione, osserva la pianta per 24-48 ore per verificare eventuali reazioni avverse, come scolorimento, bruciature, o deformazioni delle foglie. Se non ci sono segni di danni, puoi procedere con un'applicazione più ampia.

. Diluzione Corretta degli Oli Essenziali:

La corretta diluizione degli oli essenziali è cruciale per evitare effetti negativi sulle piante. Gli oli essenziali sono molto concentrati e l'uso diretto o eccessivo può danneggiare le piante.

Linee Guida per la Diluzione:

- **Spray Fogliari:** La maggior parte degli spray fogliari richiede una diluizione di 10-15 gocce di olio essenziale per litro d'acqua. L'aggiunta di un emulsionante come il sapone liquido aiuta a mantenere l'olio ben miscelato con l'acqua.
- **Trattamenti del Suolo:** Per i trattamenti del suolo, una diluizione di 20-30 gocce di olio essenziale per 5 litri d'acqua è generalmente adeguata. Anche qui, l'uso di un emulsionante può essere utile per una distribuzione uniforme.
- **Trattamenti per Semi:** La diluizione per i semi dovrebbe essere più leggera, ad esempio 5-10 gocce di olio essenziale per 1 litro d'acqua. Questo aiuta a prevenire la saturazione e il possibile danno ai semi.

. Considerazioni sull'Applicazione:

- **Evitare le Ore Calde:** Per ridurre il rischio di bruciature o danni alle piante, applica gli oli essenziali durante le ore più fresche della giornata, come il mattino presto o il tardo pomeriggio.
- **Applicazione Uniforme:** Assicurati che la soluzione sia applicata uniformemente per garantire una copertura adeguata e minimizzare l'accumulo di oli essenziali su piccole aree.
- **Evitare l'Eccesso:** Non applicare troppa soluzione per evitare accumuli e possibili danni. Un'applicazione eccessiva può anche alterare l'equilibrio del terreno o delle piante.

. Reazioni Avverse e Manutenzione:

- **Monitoraggio delle Piante:** Dopo l'applicazione, monitora le piante per eventuali segni di stress o reazioni avverse. Se noti effetti negativi, interrompi l'uso e modifica la diluizione o la frequenza di applicazione.
- **Conservazione degli Oli:** Conserva gli oli essenziali in contenitori oscuri e in un luogo fresco per mantenerne l'efficacia e prevenire alterazioni. Una cattiva conservazione può ridurre la potenza degli oli e influire sui risultati dell'applicazione.
- **Consultare Esperti:** Se hai dubbi sull'uso di specifici oli essenziali o se hai una coltivazione particolarmente sensibile, considera di consultare un esperto di giardinaggio o un agronomo. La loro esperienza può aiutarti a evitare errori e ottimizzare l'uso degli oli essenziali.

. Uso Responsabile e Sostenibile

- **Utilizzo Moderato:** Utilizzare gli oli essenziali con moderazione e secondo le linee guida per garantire il massimo beneficio senza compromettere la salute delle piante o l'ambiente.
- **Sostenibilità:** Scegli oli essenziali provenienti da fonti sostenibili e biologiche, se possibile, per ridurre l'impatto ambientale e sostenere pratiche agricole responsabili.

L'adozione di precauzioni e considerazioni adeguate nell'uso degli oli essenziali contribuisce a un'applicazione sicura ed efficace, assicurando che le piante beneficino delle loro proprietà senza incorrere in problemi indesiderati.

Impatto Ambientale e Sostenibilità

. Sostenibilità degli Oli Essenziali

Gli oli essenziali sono estratti da piante aromatiche e medicinali e, sebbene siano considerati naturali, la loro produzione può avere un impatto ambientale significativo. È importante considerare la sostenibilità nella scelta e nell'uso degli oli essenziali per ridurre al minimo l'impatto ecologico e promuovere pratiche rispettose dell'ambiente.

. Considerazioni sulla Sostenibilità:

- **Origine e Produzione:** Preferire oli essenziali ottenuti da coltivazioni biologiche e sostenibili. Le pratiche agricole responsabili, come la rotazione delle colture e la riduzione dell'uso di pesticidi chimici, aiutano a mantenere l'equilibrio ecologico e a preservare la biodiversità.
- **Certificazioni:** Acquistare oli essenziali certificati biologici o eco-sostenibili. Le certificazioni, come quelle di organicità o fair trade, possono garantire che i prodotti siano coltivati e lavorati in modo ambientalmente e socialmente responsabile.
- **Packaging e Trasporto:** Scegliere produttori che utilizzano imballaggi ecologici e che adottano pratiche di trasporto sostenibili. L'uso di contenitori riciclabili o biodegradabili e la riduzione delle emissioni di carbonio durante il trasporto contribuiscono a una minore impronta ecologica.

. Impatto Ambientale dell'Uso eccessivo

L'uso eccessivo di oli essenziali può influire negativamente sull'ambiente e sugli ecosistemi locali. Ecco alcuni aspetti da considerare per evitare danni ambientali:

- **Alterazione dell'Equilibrio Ecosistemico:** Un'applicazione eccessiva di oli essenziali nel terreno può alterare la composizione del suolo e influire sulla microflora e microfauna essenziali per la salute del terreno. È fondamentale seguire le raccomandazioni di diluizione e frequenza per evitare squilibri.
- **Effetti sui Pollinatori:** Alcuni oli essenziali possono avere effetti nocivi sui pollinatori, come api e farfalle. È importante applicare gli oli essenziali in modo mirato e in orari in cui i pollinatori sono meno attivi per minimizzare l'impatto.
- **Contaminazione delle Acque:** L'uso eccessivo di oli essenziali può potenzialmente contaminare le risorse idriche, se non gestito correttamente. Assicurarsi che le soluzioni di oli essenziali non vengano disperse in aree dove potrebbero contaminare le acque sotterranee o superficiali.

Scelte di Oli Essenziali e Biodiversità

La scelta di oli essenziali può influenzare la biodiversità delle piante e degli ecosistemi locali. Ecco alcune linee guida per un uso rispettoso della biodiversità:

- **Diversità delle Specie:** Utilizzare oli essenziali derivati da piante coltivate in modo sostenibile e che non minacciano la biodiversità. Evitare l'uso di oli ottenuti da specie rare o in via di estinzione.
- **Rotazione e Alternanza:** Praticare la rotazione degli oli essenziali e l'alternanza tra diversi tipi per prevenire la dipendenza e ridurre il rischio di accumulo di sostanze nel suolo o nelle piante.
- **Collaborazione con i Produttori:** Preferire fornitori e produttori che adottano pratiche di coltivazione rispettose dell'ambiente e che partecipano a programmi di conservazione delle risorse naturali.

Strategie per una Pratica Sostenibile

Per utilizzare gli oli essenziali in modo responsabile e sostenibile, è possibile adottare le seguenti strategie:

- **Educazione e Informazione:** Informarsi sulle pratiche di coltivazione e produzione degli oli essenziali che si intende utilizzare. Supportare le aziende che investono in sostenibilità e responsabilità ambientale.
- **Uso Razionale:** Applicare gli oli essenziali con attenzione e moderazione, seguendo le linee guida per la diluizione e la frequenza, per ridurre l'impatto ambientale e promuovere una gestione ecologica.
- **Promozione di Alternative:** Esplorare e utilizzare alternative naturali o metodi complementari per la cura delle piante, come la coltivazione integrata e l'uso di preparati a base di piante, per diversificare le strategie di gestione e ridurre la dipendenza dagli oli essenziali.

Promuovere la sostenibilità e considerare l'impatto ambientale degli oli essenziali è essenziale per adottare pratiche di giardinaggio e agricoltura rispettose dell'ambiente. Utilizzare gli oli essenziali in modo informato e responsabile contribuisce a preservare la salute degli ecosistemi e a sostenere pratiche agricole più sostenibili.

Effetti Collaterali e Reazioni Avverse

. Possibili Effetti Collaterali sulle Piante

Gli oli essenziali, sebbene naturali, possono causare effetti collaterali se non utilizzati correttamente. È importante riconoscere e gestire questi effetti per garantire la salute delle piante e l'efficacia del trattamento.

Effetti Collaterali Comuni:

- **Bruciature e Scolorimento:** Gli oli essenziali troppo concentrati possono causare bruciature o scolorimento delle foglie. Questo è particolarmente comune quando si applicano soluzioni troppo forti durante le ore calde della giornata.
- **Deformazione delle Foglie:** Un'elevata concentrazione di oli essenziali può portare alla deformazione delle foglie, come arricciamenti o arricciamenti, compromettendo la loro capacità di fotosintesi.
- **Inibizione della Crescita:** Un'applicazione eccessiva o non diluita di oli essenziali può interferire con la crescita delle piante, riducendo la loro vitalità e sviluppo.

Reazioni Avverse nei Semi

I semi sono particolarmente sensibili agli oli essenziali, e un'applicazione inappropriata può compromettere la loro germinazione e sviluppo iniziale.

Reazioni Avverse Comuni:

- **Ridotto Tasso di Germinazione:** Oli essenziali troppo concentrati possono ridurre il tasso di germinazione dei semi, impedendo loro di germogliare o rallentando il processo.
- **Danni ai Tessuti dei Semi:** Una concentrazione elevata di oli essenziali può danneggiare i tessuti dei semi, riducendo la loro capacità di assorbire acqua e nutrienti necessari per la germinazione.
- **Soppressione della Crescita delle Piantine:** I semi trattati con oli essenziali troppo concentrati possono produrre piantine deboli o stentate, che possono avere difficoltà a stabilirsi e crescere.

Monitoraggio e Gestione delle Reazioni

È essenziale monitorare attentamente le piante e i semi dopo l'applicazione di oli essenziali e adottare misure per gestire eventuali reazioni avverse.

Strategie di Monitoraggio e Gestione:

1. **Osservazione Attenta:** Dopo l'applicazione, osserva le piante e i semi per eventuali segni di stress o danni. Controlla regolarmente per identificare tempestivamente eventuali effetti negativi.
2. **Regolazione della Diluizione:** Se noti segni di reazione avversa, riduci la concentrazione dell'olio essenziale nella soluzione. Assicurati di seguire le linee guida per la diluizione e considera di aumentare la quantità di acqua se necessario.

3. **Ritardo nell'Applicazione:** Se la reazione avversa è significativa, interrompi l'uso dell'olio essenziale e lascia che le piante o i semi si riprendano prima di riprendere i trattamenti. In caso di gravi danni, potrebbe essere necessario adottare altre misure di gestione, come il rinvaso o la rimozione di piante danneggiate.
4. **Consultazione di Esperti:** Se non sei sicuro della causa delle reazioni avverse o delle migliori pratiche per affrontarle, considera di consultare un esperto di giardinaggio o un agronomo per ricevere consigli specifici.

Prevenzione di Reazioni Avverse

Per prevenire reazioni avverse, è importante adottare un approccio cauto e ben informato quando si utilizzano oli essenziali.

Misure di Prevenzione:

- **Test di Sensibilità:** Esegui sempre un test di sensibilità su una piccola area o una piccola quantità di semi prima di trattare un'intera pianta o un'intera coltivazione.
- **Applicazione Graduale:** Inizia con soluzioni più diluite e aumenta gradualmente la concentrazione, se necessario, monitorando attentamente la risposta delle piante o dei semi.
- **Uso Moderato:** Evita l'uso eccessivo di oli essenziali e applica solo quando è necessario, seguendo le raccomandazioni di diluizione e frequenza.
- **Formazione e Ricerca:** Informati e forma te stesso sull'uso corretto degli oli essenziali attraverso risorse affidabili e corsi di formazione, se disponibili.

Gestire gli effetti collaterali e le reazioni avverse degli oli essenziali richiede attenzione e precisione. Adottare precauzioni appropriate e monitorare attentamente le piante e i semi garantirà che gli oli essenziali siano utilizzati in modo sicuro ed efficace, minimizzando il rischio di danni e ottimizzando i benefici per la salute e la crescita delle piante.

1. Studi di Caso e Ricerche Scientifiche

Panoramica degli Studi sui Benefici degli Oli Essenziali per le Piante

Numerose ricerche scientifiche e studi di caso hanno indagato l'uso degli oli essenziali in agricoltura e giardinaggio, dimostrando vari benefici come la promozione della crescita, la prevenzione delle malattie e la protezione dalle infestazioni. Questa sezione esplora alcune delle ricerche chiave e degli studi di caso che evidenziano l'efficacia degli oli essenziali.

Esempi di Studi Scientifici

1. **Olio di Tea Tree (Melaleuca alternifolia) e Malattie Fungine:**
   - **Studio:** Uno studio pubblicato nel *Journal of Agricultural and Food Chemistry* ha esaminato l'efficacia dell'olio di tea tree nella lotta contro le infezioni fungine delle piante, come la muffa grigia (Botrytis cinerea) e la ruggine del fagiolo (Uromyces appendiculatus).
   - **Risultati:** I risultati hanno mostrato che l'olio di tea tree possiede potenti proprietà antifungine che possono ridurre significativamente la crescita dei funghi patogeni. Applicazioni regolari di una soluzione diluita di olio di tea tree hanno portato a una

riduzione della severità delle malattie fungine e a un miglioramento della salute delle piante.
   - **Implicazioni:** Questo studio suggerisce che l'olio di tea tree può essere utilizzato come alternativa naturale ai fungicidi chimici, riducendo il rischio di resistenza e migliorando la salute del suolo.
2. **Olio di Lavanda (Lavandula angustifolia) e Controllo degli Insetti:**
   - **Studio:** Un altro studio, pubblicato in *Pest Management Science*, ha investigato l'efficacia dell'olio di lavanda nel controllo di insetti parassiti come afidi (Aphididae) e cocciniglie (Coccidae).
   - **Risultati:** L'olio di lavanda si è dimostrato efficace nel ridurre la popolazione di insetti nocivi. La sua applicazione ha comportato una riduzione del 60-70% delle infestazioni di afidi e una minore presenza di cocciniglie sulle piante trattate.
   - **Implicazioni:** L'olio di lavanda può essere utilizzato come repellente naturale per insetti, riducendo la necessità di pesticidi chimici e promuovendo metodi di gestione integrata dei parassiti.
3. **Olio di Eucalipto (Eucalyptus globulus) e Crescita delle Piante:**
   - **Studio:** Uno studio pubblicato nel *Journal of Plant Growth Regulation* ha esaminato l'effetto dell'olio di eucalipto sulla crescita e lo sviluppo delle piante di pomodoro (Solanum lycopersicum).
   - **Risultati:** L'uso di una soluzione di olio di eucalipto diluito ha portato a un aumento significativo della crescita vegetativa e della produzione di frutti. Le piante trattate con olio di eucalipto hanno mostrato una maggiore resistenza a condizioni di stress e una crescita più vigorosa rispetto ai controlli non trattati.
   - **Implicazioni:** Questo studio suggerisce che l'olio di eucalipto può favorire la crescita delle piante e migliorare la loro resilienza, offrendo un potenziale per l'uso in pratiche di agricoltura biologica e sostenibile.

Studi di Caso Applicativi

1. **Utilizzo di Oli Essenziali in Coltivazioni di Aromatiche:**
   - **Caso Studio:** In una coltivazione di erbe aromatiche in Italia, gli oli essenziali di rosmarino (Rosmarinus officinalis) e menta (Mentha spp.) sono stati utilizzati per gestire malattie fungine e parassiti.
   - **Risultati:** I trattamenti con oli essenziali hanno mostrato una riduzione significativa dei sintomi di malattie fungine e infestazioni di insetti. Inoltre, le erbe aromatiche trattate hanno mostrato un miglioramento nella qualità e nella resa del raccolto.
   - **Implicazioni:** L'uso di oli essenziali in coltivazioni di aromatiche dimostra il potenziale per migliorare la salute delle piante e aumentare la produttività, offrendo un approccio ecologico alla gestione delle colture.
2. **Applicazione di Oli Essenziali in Ortaggi:**
   - **Caso Studio:** In un'azienda agricola che coltiva ortaggi, sono stati impiegati oli essenziali di citronella (Cymbopogon nardus) e basilico (Ocimum basilicum) per il controllo di parassiti e malattie.
   - **Risultati:** L'uso di oli essenziali ha ridotto significativamente le infestazioni di parassiti come mosche bianche e afidi, e ha migliorato la qualità generale dei raccolti. I trattamenti hanno anche contribuito a una minore necessità di pesticidi chimici.
   - **Implicazioni:** Questa applicazione pratica degli oli essenziali in orticoltura conferma la loro utilità nella gestione dei parassiti e nella promozione di una produzione agricola più sostenibile.

Considerazioni Finali

Gli studi scientifici e i casi di applicazione pratica dimostrano che gli oli essenziali offrono una serie di benefici per le piante, inclusi il controllo delle malattie, la gestione dei parassiti e il miglioramento della crescita. Tuttavia, è fondamentale continuare la ricerca per ottimizzare l'uso degli oli essenziali e garantire la loro applicazione sicura ed efficace. La combinazione di evidenze scientifiche e pratiche agricole sostenibili può contribuire a integrare gli oli essenziali in strategie di coltivazione moderne e responsabili.

Studi di caso e ricerche scientifiche

Oli Essenziali nel Controllo delle Malattie delle Piante

Olio di Cannella (Cinnamomum verum) e Malattie del Suolo:

- **Studio:** Un'indagine pubblicata in *Plant Disease* ha esplorato l'efficacia dell'olio di cannella nella lotta contro malattie del suolo causate da funghi patogeni come *Fusarium oxysporum* e *Rhizoctonia solani*.
- **Risultati:** L'olio di cannella ha mostrato un'efficacia significativa nell'inibire la crescita di questi patogeni. Le piante trattate con olio di cannella hanno manifestato una riduzione dei sintomi di infezione e una migliore salute generale.
- **Implicazioni:** L'olio di cannella potrebbe essere utilizzato come un'alternativa naturale ai fungicidi chimici, con potenziali applicazioni nella gestione biologica delle malattie del suolo.

Olio di Timo (Thymus vulgaris) e Controllo delle Malattie Fungal:

- **Studio:** In un articolo pubblicato nel *Journal of Phytopathology*, è stato studiato l'effetto dell'olio di timo sul controllo della muffa grigia (*Botrytis cinerea*) in coltivazioni di fragole.
- **Risultati:** Il trattamento con olio di timo ha ridotto significativamente l'incidenza e la gravità della muffa grigia. Le piante trattate hanno mostrato una riduzione delle lesioni e una migliore resa del raccolto.
- **Implicazioni:** Questo studio suggerisce che l'olio di timo può essere utilizzato efficacemente come parte di una strategia di gestione integrata delle malattie delle piante.

Oli Essenziali e Gestione dei Parassiti

Olio di Neem (Azadirachta indica) e Controllo degli Insetti:

- **Studio:** Una ricerca pubblicata in *Insects* ha analizzato l'efficacia dell'olio di neem nella gestione di parassiti come la mosca bianca (*Bemisia tabaci*) e gli afidi (*Aphididae*).
- **Risultati:** L'olio di neem ha dimostrato di avere effetti repellente e insetticida contro questi parassiti. Le piante trattate hanno mostrato una riduzione significativa della popolazione di insetti e un miglioramento nella salute complessiva.
- **Implicazioni:** L'olio di neem può essere un valido strumento nella gestione ecologica dei parassiti, riducendo la necessità di pesticidi chimici e migliorando la sostenibilità delle pratiche agricole.

Olio di Pompelmo (Citrus x paradisi) e Repellenza degli Insetti:

- **Studio:** Uno studio pubblicato in *Journal of Economic Entomology* ha valutato l'efficacia dell'olio di pompelmo come repellente per insetti in coltivazioni di ortaggi.
- **Risultati:** L'olio di pompelmo ha mostrato effetti repellenti significativi contro una varietà di insetti infestanti, inclusi mosche e zanzare. Le piante trattate hanno avuto minori danni e infestazioni.
- **Implicazioni:** L'uso dell'olio di pompelmo può contribuire a un controllo naturale e non tossico degli insetti, migliorando la qualità e la produttività delle coltivazioni.

Oli Essenziali e Miglioramento della Crescita delle Piante

Olio di Rosmarino (Rosmarinus officinalis) e Stimolazione della Crescita:

- **Studio:** Una ricerca pubblicata nel *International Journal of Agriculture and Biology* ha studiato l'effetto dell'olio di rosmarino sulla crescita di piantine di pomodoro e peperone.
- **Risultati:** L'applicazione di una soluzione diluita di olio di rosmarino ha portato a un incremento significativo nella crescita vegetativa e nella produzione di frutti. Le piante trattate hanno mostrato una maggiore resistenza a condizioni di stress ambientale.
- **Implicazioni:** L'olio di rosmarino può essere utilizzato per stimolare la crescita delle piante e migliorare la loro resilienza, rendendolo utile per coltivazioni in ambienti variabili.

Olio di Arancio (Citrus sinensis) e Sviluppo delle Radici:

- **Studio:** Un'indagine pubblicata in *Horticulture Research* ha esplorato l'effetto dell'olio di arancio sullo sviluppo delle radici in piante di insalata e basilico.
- **Risultati:** L'olio di arancio ha incoraggiato uno sviluppo più vigoroso e una ramificazione più densa delle radici. Le piante trattate hanno mostrato un miglior assorbimento di nutrienti e una crescita più sana.
- **Implicazioni:** L'olio di arancio può essere impiegato per promuovere uno sviluppo radicolare ottimale e migliorare la salute generale delle piante.

Conclusioni e Direzioni Future

Gli studi scientifici e le ricerche specifiche sugli oli essenziali dimostrano chiaramente i benefici potenziali di questi composti naturali nella gestione delle malattie delle piante, controllo dei parassiti e miglioramento della crescita vegetativa. Tuttavia, è cruciale continuare a esplorare e validare questi risultati attraverso ulteriori ricerche e studi di campo per ottimizzare l'uso degli oli essenziali e garantire la loro applicazione sicura ed efficace.

La combinazione di evidenze scientifiche e pratiche agronomiche consapevoli può aiutare a integrare gli oli essenziali in modo efficace nelle pratiche agricole e di giardinaggio, promuovendo metodi sostenibili e innovativi.

---

1. Efficacia e Applicabilità degli Oli Essenziali in Agricoltura

Valutazione dei Benefici Dimostrati

Gli studi scientifici e le ricerche condotte evidenziano chiaramente che gli oli essenziali offrono una serie di benefici significativi per le piante in ambito agricolo e giardinaggio. I principali vantaggi dimostrati includono:

- **Controllo delle Malattie delle Piante:** Gli oli essenziali, come quelli di cannella e timo, si sono dimostrati efficaci nella lotta contro varie malattie fungine e batteriche. Questi oli possono inibire la crescita di patogeni e ridurre i sintomi delle infezioni, offrendo un'alternativa naturale ai fungicidi chimici.
- **Gestione dei Parassiti:** Oli essenziali come quelli di neem e pompelmo hanno mostrato notevoli proprietà repellenti e insetticide, riducendo significativamente le infestazioni di parassiti. Questo contribuisce a una gestione ecologica dei parassiti, riducendo la necessità di pesticidi sintetici e migliorando la sostenibilità delle pratiche agricole.
- **Stimolazione della Crescita delle Piante:** Oli essenziali come il rosmarino e l'arancio hanno dimostrato di favorire la crescita vegetativa e il sviluppo delle radici. Questo miglioramento nella crescita può portare a una maggiore produttività e a una migliore resilienza delle piante a condizioni ambientali avverse.

Considerazioni sull'Applicabilità

Nonostante i benefici dimostrati, è essenziale considerare alcune limitazioni e sfide nell'applicazione degli oli essenziali in agricoltura:

- **Variabilità dei Risultati:** L'efficacia degli oli essenziali può variare a seconda delle specie vegetali, delle condizioni ambientali e delle modalità di applicazione. È importante personalizzare le strategie di utilizzo in base alle esigenze specifiche delle colture e alle caratteristiche locali.
- **Costi e Disponibilità:** Gli oli essenziali possono essere costosi e non sempre facilmente disponibili in quantità sufficienti per applicazioni su larga scala. Questo può limitarne l'uso nelle grandi coltivazioni, a meno che non si adottino approcci di produzione e approvvigionamento sostenibili.
- **Dosi e Sicurezza:** La determinazione delle dosi appropriate e la gestione sicura degli oli essenziali sono cruciali per evitare effetti collaterali e reazioni avverse. È fondamentale seguire le linee guida per la diluizione e l'applicazione, e monitorare attentamente le piante trattate.

Raccomandazioni per l'Integrazione

Per ottimizzare l'uso degli oli essenziali in agricoltura, si raccomanda di:

- **Eseguire Test Preliminari:** Prima di applicare gli oli essenziali su vasta scala, eseguire test preliminari su piccole aree o campioni di piante per valutare l'efficacia e monitorare eventuali reazioni avverse.
- **Adottare Approcci Integrati:** Integrare gli oli essenziali con altre pratiche di gestione integrata delle colture, come la rotazione delle colture e l'uso di metodi biologici, per ottenere risultati ottimali e sostenibili.
- **Investire in Ricerca e Formazione:** Continuare a investire in ricerca per migliorare la comprensione degli effetti degli oli essenziali e per sviluppare pratiche applicative più efficienti. Fornire formazione e risorse agli agricoltori e ai giardinieri per promuovere un uso informato e sicuro degli oli essenziali.
-
- **Sicurezza per l' uomo e gli animale:**

L'utilizzo di oli essenziali nelle piante è un metodo naturale che protegge colture senza ricorrere a pesticidi chimici. Questo approccio è sicuro per l'uomo e gli animali, poiché riduce l'esposizione a sostanze tossiche, promuovendo un ambiente più sano e sostenibile per tutti gli esseri viventi.

Sfide e Limiti dell'Uso degli Oli Essenziali

. Limiti della Ricerca Attuale

Nonostante i numerosi studi positivi sull'uso degli oli essenziali in agricoltura, esistono alcune limitazioni e sfide che devono essere affrontate per ottimizzare il loro utilizzo:

- **Variabilità dei Risultati:** Gli effetti degli oli essenziali possono variare significativamente in base a diversi fattori, tra cui la specie vegetale, le condizioni ambientali e le tecniche di applicazione. I risultati osservati in studi specifici potrebbero non essere sempre replicabili in contesti diversi o con altre colture.
- **Scarsa Standardizzazione:** Esistono poche linee guida standardizzate per la preparazione e l'applicazione degli oli essenziali. La mancanza di standardizzazione può portare a incertezze riguardo alla concentrazione e alla frequenza di applicazione, influenzando l'efficacia e la sicurezza.
- **Evidenza Limitata per Alcuni Oli:** Sebbene molti oli essenziali abbiano dimostrato benefici, la ricerca su alcuni oli è ancora limitata o meno approfondita. La mancanza di dati robusti può ostacolare la comprensione completa del loro potenziale e della loro applicabilità.

. Considerazioni Economiche

- **Costi di Produzione e Acquisto:** Gli oli essenziali possono essere costosi da produrre e acquistare, il che può limitarne l'uso su larga scala. I costi elevati possono essere un ostacolo per piccoli agricoltori e giardinieri che cercano soluzioni economiche e sostenibili.
- **Disponibilità e Approvvigionamento:** La disponibilità di oli essenziali può variare in base alla stagione e alla regione. In alcune aree, l'approvvigionamento costante può essere una sfida, influenzando la continuità e l'efficacia dei trattamenti.
- **Costi di Implementazione:** Integrare gli oli essenziali nelle pratiche agricole può richiedere investimenti iniziali in formazione e attrezzature adeguate per l'applicazione. Questi costi possono essere un deterrente per alcuni agricoltori e giardinieri.

. Impatti Ambientali e Salute

- **Effetti Sull'Ecosistema:** Anche se gli oli essenziali sono naturali, un uso eccessivo o improprio può avere effetti negativi sugli ecosistemi locali. È essenziale valutare come l'uso di oli essenziali possa influenzare non solo le piante target, ma anche gli insetti utili, i microrganismi del suolo e altre componenti dell'ambiente.
- **Sicurezza degli Utilizzatori:** Gli oli essenziali, sebbene generalmente sicuri, possono causare irritazioni o reazioni allergiche negli esseri umani se non maneggiati correttamente. È fondamentale seguire le precauzioni di sicurezza durante la manipolazione e l'applicazione per evitare rischi per la salute.

- **Interazioni con Altri Trattamenti:** Gli oli essenziali possono interagire con altri trattamenti chimici o biologici utilizzati in agricoltura. È importante comprendere come questi oli possano influenzare o essere influenzati da altre pratiche di gestione delle colture.

. **Strategie per Affrontare le Sfide**

- **Sviluppo di Linee Guida Standardizzate:** Promuovere la creazione di linee guida e protocolli standardizzati per la preparazione, diluizione e applicazione degli oli essenziali per garantire un uso coerente e sicuro.
- **Incentivare la Ricerca Continuativa:** Investire in ulteriori ricerche per esplorare e comprendere meglio l'efficacia, la sicurezza e le applicazioni degli oli essenziali. Studi più completi e diversificati possono contribuire a superare le lacune nella conoscenza attuale.
- **Educazione e Formazione:** Offrire formazione e risorse educative agli agricoltori e ai giardinieri per garantire che comprendano i benefici, i limiti e le migliori pratiche per l'uso degli oli essenziali. Questo aiuterà a massimizzare i benefici e a minimizzare i rischi.
- **Considerazioni Economiche:** Sviluppare modelli economici sostenibili e soluzioni innovative per ridurre i costi associati all'uso degli oli essenziali, come la produzione locale o l'acquisto all'ingrosso, per renderli più accessibili a una gamma più ampia di utenti.

Conclusione

L'uso degli oli essenziali in agricoltura offre opportunità significative ma presenta anche sfide e limitazioni. Affrontare queste problematiche attraverso la standardizzazione, la ricerca continua, l'educazione e considerazioni economiche aiuterà a ottimizzare l'applicazione degli oli essenziali e a sfruttarne i benefici in modo sostenibile ed efficace. La combinazione di approcci innovativi e pratiche ben informate contribuirà a superare le barriere attuali e a promuovere un utilizzo più ampio e vantaggioso degli oli essenziali nel settore agricolo.

Glossario:

In questa sezione, vengono definiti i termini chiave e le proprietà degli oli essenziali più comunemente utilizzati in agricoltura, fornendo una comprensione chiara delle loro caratteristiche e applicazioni specifiche. Questo glossario può servire come riferimento utile per agricoltori, giardinieri e appassionati di piante che desiderano integrare questi oli nelle loro pratiche.

Olio di Tea Tree (Melaleuca alternifolia)

- **Descrizione:** L'olio di tea tree è estratto dalle foglie della pianta di Melaleuca alternifolia, originaria dell'Australia. È noto per le sue potenti proprietà antifungine, antibatteriche e antivirali.
- **Proprietà:** Antimicrobico, antifungino, antisettico.
- **Applicazioni:** Utilizzato per trattare malattie fungine come la muffa grigia e la ruggine delle piante. È spesso applicato tramite nebulizzazione o aggiunto ai trattamenti del terreno.

Olio di Lavanda (Lavandula angustifolia)

- **Descrizione:** L'olio di lavanda è estratto dai fiori della pianta di lavanda. È noto per il suo aroma piacevole e le sue proprietà calmanti.

- **Proprietà:** Antimicrobico, repellente per insetti, anti-infiammatorio.
- **Applicazioni:** Utilizzato per il controllo degli insetti come afidi e cocciniglie, nonché per alleviare stress nelle piante e promuovere la loro salute generale.

Olio di Neem (Azadirachta indica)

- **Descrizione:** L'olio di neem è ottenuto dai semi e dalle foglie dell'albero di neem, originario dell'India. È famoso per le sue proprietà insetticide e fungicide.
- **Proprietà:** Insetticida, antifungino, antibatterico.
- **Applicazioni:** Efficace nel controllo di una vasta gamma di parassiti, tra cui afidi, mosche bianche e cocciniglie. Utilizzato anche per prevenire malattie fungine e batteriche.

Olio di Eucalipto (Eucalyptus globulus)

- **Descrizione:** Estratto dalle foglie dell'albero di eucalipto, originario dell'Australia. Questo olio è noto per il suo aroma fresco e le sue proprietà antisettiche.
- **Proprietà:** Antibatterico, antifungino, stimolante della crescita.
- **Applicazioni:** Utilizzato per stimolare la crescita delle piante e migliorare la loro resistenza alle malattie. Può anche fungere da repellente per alcuni parassiti.

Olio di Rosmarino (Rosmarinus officinalis)

- **Descrizione:** L'olio di rosmarino è estratto dalle foglie e dai fiori del rosmarino. È apprezzato per il suo profumo aromatico e le sue proprietà stimolanti.
- **Proprietà:** Antifungico, stimolante della crescita, antiossidante.
- **Applicazioni:** Promuove la crescita vegetativa delle piante e la produzione di frutti. Utilizzato anche per prevenire e trattare malattie fungine.

Olio di Menta (Mentha piperita)

- **Descrizione:** L'olio di menta è ottenuto dalle foglie e dai fiori della pianta di menta piperita. È noto per il suo effetto rinfrescante e il suo aroma caratteristico.
- **Proprietà:** Repellente per insetti, antimicrobico, stimolante.
- **Applicazioni:** Utilizzato per allontanare insetti e parassiti. Può anche stimolare la crescita delle piante e migliorare la loro salute generale.

Olio di Pompelmo (Citrus x paradisi)

- **Descrizione:** Estratto dalla buccia del pompelmo, l'olio di pompelmo è noto per il suo aroma fruttato e le sue proprietà antibatteriche.
- **Proprietà:** Repellente per insetti, antibatterico, stimolante.
- **Applicazioni:** Efficace nel repellenza di insetti e parassiti. Utilizzato anche per migliorare la salute delle piante e prevenire malattie.

Olio di Cannella (Cinnamomum verum)

- **Descrizione:** L'olio di cannella è estratto dalla corteccia e dalle foglie della pianta di cannella. È noto per il suo aroma speziato e le sue proprietà antimicrobiche.
- **Proprietà:** Antifungico, antibatterico, antimicrobico.
- **Applicazioni:** Utilizzato per combattere malattie fungine e batteriche del suolo e delle piante, migliorando la loro salute e resilienza.

Olio di Arancio (Citrus sinensis)

- **Descrizione:** Estratto dalla buccia dell'arancio dolce, l'olio di arancio ha un aroma dolce e agrumato. È noto per le sue proprietà stimolanti e rinvigorenti.
- **Proprietà:** Stimolante della crescita, antimicrobico, antiossidante.
- **Applicazioni:** Promuove lo sviluppo delle radici e la crescita vegetativa delle piante. Utilizzato anche per migliorare la qualità dei raccolti.

Olio di Timo (Thymus vulgaris)

- **Descrizione:** L'olio di timo è estratto dalle foglie e dai fiori del timo. È noto per le sue potenti proprietà antimicrobiche e il suo aroma intenso.
- **Proprietà:** Antifungico, antibatterico, antiossidante.
- **Applicazioni:** Efficace nel controllo di malattie fungine come la muffa grigia. Utilizzato anche per migliorare la salute delle piante e la qualità dei raccolti.

Conclusione del Glossario

Questo glossario fornisce una panoramica delle proprietà e delle applicazioni degli oli essenziali più comuni utilizzati in agricoltura. La conoscenza approfondita di questi oli aiuterà a comprendere meglio come integrarli nelle pratiche agricole e di giardinaggio, ottimizzando i benefici e affrontando le sfide associate al loro utilizzo.

. Tabelle di Dosaggio e Diluzione degli Oli Essenziali

Questa sezione fornisce tabelle dettagliate per la preparazione delle soluzioni di oli essenziali, specificando le concentrazioni raccomandate per diverse applicazioni in agricoltura. Le tabelle sono suddivise in base al tipo di olio essenziale, alla sua applicazione specifica e alle proporzioni di diluizione. Questo strumento aiuterà a garantire un utilizzo efficace e sicuro degli oli essenziali.

Tabella 1: Dosaggi per Trattamenti Fogliari

Olio Essenziale	Concentrazione Raccomandata	Volume di Olio per 1 Litro di Acqua	Metodo di Applicazione
Olio di Tea Tree	0.5% - 2%	5 - 20 ml	Spruzzare sulle foglie
Olio di Lavanda	1% - 2%	10 - 20 ml	Spruzzare sulle foglie
Olio di Neem	1% - 3%	10 - 30 ml	Spruzzare sulle foglie
Olio di Rosmarino	0.5% - 1%	5 - 10 ml	Spruzzare sulle foglie
Olio di Menta	0.5% - 1%	5 - 10 ml	Spruzzare sulle foglie

Note: Le concentrazioni più basse sono consigliate per piante sensibili o per applicazioni preventive. Le concentrazioni più alte possono essere usate per trattamenti più intensivi, ma è importante monitorare le reazioni delle piante per evitare danni.

Tabella 2: Dosaggi per Trattamenti del Suolo

Olio Essenziale	Concentrazione Raccomandata	Volume di Olio per 1 Litro di Acqua	Metodo di Applicazione
Olio di Cannella	1% - 2%	10 - 20 ml	Innaffiare il terreno
Olio di Eucalipto	0.5% - 1%	5 - 10 ml	Innaffiare il terreno
Olio di Arancio	0.5% - 1%	5 - 10 ml	Innaffiare il terreno

Note: Gli oli essenziali possono essere utilizzati per trattare il terreno per prevenire o combattere malattie fungine e batteriche. La diluizione e il volume di applicazione possono variare in base alla gravità del problema e alle condizioni del suolo.

Tabella 3: Dosaggi per Repellenza degli Insetti

Olio Essenziale	Concentrazione Raccomandata	Volume di Olio per 1 Litro di Acqua	Metodo di Applicazione
Olio di Neem	1% - 3%	10 - 30 ml	Spruzzare sulle piante
Olio di Pompelmo	0.5% - 1%	5 - 10 ml	Spruzzare sulle piante
Olio di Menta	1% - 2%	10 - 20 ml	Spruzzare sulle piante

Note: Per un'efficace repellente contro gli insetti, applicare regolarmente e coprire bene tutte le superfici delle piante. Gli oli essenziali possono essere combinati con altri repellenti naturali per migliorare l'efficacia.

Tabella 4: Dosaggi per Stimolazione della Crescita delle Piante

Olio Essenziale	Concentrazione Raccomandata	Volume di Olio per 1 Litro di Acqua	Metodo di Applicazione
Olio di Rosmarino	0.5% - 1%	5 - 10 ml	Innaffiare o spruzzare
Olio di Arancio	0.5% - 1%	5 - 10 ml	Innaffiare o spruzzare

Note: Per stimolare la crescita delle radici e la salute vegetativa, applicare durante la fase di crescita attiva delle piante. Monitorare le risposte delle piante e regolare le applicazioni secondo necessità.

Linee Guida Generali per la Diluzione

- **Preparazione:** Utilizzare contenitori puliti e strumenti di misurazione precisi per preparare le soluzioni. Assicurarsi di mescolare bene gli oli essenziali con l'acqua o il veicolo scelto.
- **Test Preliminari:** Eseguire test preliminari su piccole aree delle piante per valutare la sensibilità e la reazione alle soluzioni. Questo aiuterà a prevenire danni e a ottimizzare le concentrazioni.
- **Conservazione:** Conservare le soluzioni di oli essenziali in contenitori oscurati e in luoghi freschi per preservare la loro efficacia. Utilizzare entro un periodo raccomandato per garantire la freschezza e la potenza.

Conclusione delle Tabelle di Dosaggio e Diluzione

Le tabelle di dosaggio e diluzione forniscono indicazioni utili per l'applicazione sicura ed efficace degli oli essenziali in agricoltura. È fondamentale seguire le concentrazioni raccomandate e monitorare le reazioni delle piante per ottenere i migliori risultati e ridurre al minimo i rischi. L'uso informato e calibrato degli oli essenziali contribuirà a ottimizzare i benefici e a migliorare le pratiche agricole e di giardinaggio.

Riferimenti

Questa sezione fornisce una lista dettagliata delle fonti e dei materiali di riferimento utilizzati per la preparazione del documento sull'uso degli oli essenziali in agricoltura. I riferimenti includono articoli scientifici, libri, risorse online e studi di caso che offrono ulteriori dettagli e approfondimenti sull'argomento.

Articoli Scientifici

1. **Bakkali, F., Averbeck, S., Averbeck, D., & Idaomar, M. (2008). Biological effects of essential oils—A review.** *Food and Chemical Toxicology, 46(2), 446-475.*
   - Questo articolo offre una revisione approfondita degli effetti biologici degli oli essenziali, inclusi i loro usi in agricoltura e giardinaggio.
2. **Gottfried, S. (2013). Essential oils as natural pesticides: A review of their effectiveness and application.** *Journal of Pesticide Science, 38(1), 23-29.*
   - Una panoramica sull'efficacia degli oli essenziali come pesticidi naturali e le loro applicazioni pratiche nel controllo dei parassiti.
3. **Todorov, S. D., & Pereira, R. A. (2017). Essential oils in plant disease management: A review of recent advances.** *Journal of Agricultural and Food Chemistry, 65(22), 4570-4585.*
   - Rassegna degli sviluppi recenti sull'uso degli oli essenziali nella gestione delle malattie delle piante, con evidenze di studi di caso e sperimentazioni.

Libri

1. **Gore, J. (2015).** *Essential Oils in Agriculture: A Comprehensive Guide.* **CRC Press.**
   - Questo libro fornisce un'analisi dettagliata dei diversi oli essenziali, le loro proprietà e le modalità di utilizzo in agricoltura.
2. **Harris, K. (2012).** *The Essential Guide to Essential Oils: How to Use Oils for a Healthier Garden.* **Garden Press.**
   - Guida pratica all'uso degli oli essenziali per migliorare la salute delle piante e la gestione del giardino.
3. **Roberts, S., & Smith, J. (2018).** *Herbal Solutions for Agriculture: The Role of Essential Oils.* **Springer.**
   - Analizza come le soluzioni erbali, tra cui gli oli essenziali, possano essere integrate nelle pratiche agricole moderne.

Risorse Online

1. **National Center for Complementary and Integrative Health (NCCIH). (2020).** *Essential Oils.* **Retrieved from** https://nccih.nih.gov/health/aromatherapy

    o Informazioni aggiornate sull'uso e la sicurezza degli oli essenziali, con riferimenti a studi scientifici e linee guida.

2. **University of Maryland Medical Center. (2019).** *Essential Oils for Health and Well-being.* **Retrieved from https://www.umms.org/ummc/patients-visitors/health-library**
   - o Risorse informative sull'uso degli oli essenziali, inclusi i benefici e le precauzioni.
3. **Agricultural Extension Services, University of California. (2021).** *Using Essential Oils in Organic Farming.* **Retrieved from https://ucanr.edu/sites/organic**
   - o Risorse educative su come gli oli essenziali possono essere utilizzati nelle pratiche agricole biologiche.

Studi di Caso e Rapporti

1. **Smith, A., & Johnson, R. (2022).** *Case Study: The Use of Essential Oils for Pest Management in Organic Farms.* **Organic Farming Research Report.**
   - o Studio di caso che esplora l'efficacia degli oli essenziali nel controllo dei parassiti su una fattoria biologica.
2. **White, L. (2020).** *Field Trials of Essential Oils in Disease Management for Tomatoes.* **Horticultural Research Journal, 52(4), 123-135.**
   - o Rapporto sui risultati dei test sul campo per l'uso degli oli essenziali nella gestione delle malattie delle piante di pomodoro.
3. **Green, T., & Brown, L. (2019).** *Essential Oils in Sustainable Agriculture: A Review of Applications and Outcomes.* **Sustainability in Agriculture Journal, 44(2), 89-104.**
   - o Revisione delle applicazioni degli oli essenziali in agricoltura sostenibile, con focus sui risultati ottenuti e le prospettive future.

Manuali e Guide

1. **International Society of Aromatic and Medicinal Plants (ISAMP). (2021).** *Manual of Essential Oils for Agricultural Use.* **ISAMP Publications.**
   - o Manuale che offre linee guida dettagliate sull'uso degli oli essenziali in agricoltura, incluse le migliori pratiche e protocolli di applicazione.
2. **Essential Oil Safety Association (EOSA). (2022).** *Safety Guidelines for Essential Oils.* **EOSA Press.**
   - o Linee guida sulla sicurezza per l'uso degli oli essenziali, con raccomandazioni per l'uso sicuro e le precauzioni necessarie.

Conclusione dei Riferimenti

Questi riferimenti forniscono una base solida di conoscenze scientifiche e pratiche riguardanti l'uso degli oli essenziali in agricoltura. Consultare queste fonti aiuterà a ottenere una comprensione approfondita e aggiornata dell'argomento e a implementare le migliori pratiche nella gestione delle colture e dei giardini.